AF399178

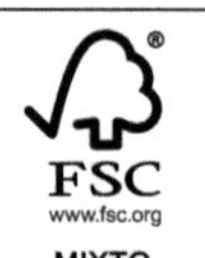

FSC
www.fsc.org
MIXTO
Papel procedente de
fuentes responsables
Paper from
responsible sources
FSC® C105338

Psilio -

la dieta orgánica con éxito garantizado

Muchas dietas sólo traen un éxito a corto plazo. - ¡El producto natural "psilio" traerá un éxito continuo en la pérdida de peso y para vivir de manera saludable!

Peter Carl Simons

© Peter Carl Simons, 2020 – 2nd Edition

Impreso y editado por Books on Demand GmbH
info@bod.com.es - www.bod.com.es
Impreso en Alemania – Printed in Germany

ISBN: 978-8-4132-6791-3

Información General

El trabajo, incluyendo todo este contenido ha sido preparado con el mayor cuidado. Sin embargo, los errores en la impresión o en la información no se pueden descartar por completo. El autor y quien publica esta obra no asumen responsabilidad por la manera en que la información sea impresa, o qué tan adecuada sea. No puede haber reclamos legales de ningún tipo por información incorrecta o por las consecuencias que resulten de esta información. Los operadores de los sitios web son exclusivamente responsables por el contenido de los libros que publican.

Inhaltsverzeichnis

Introducción

Hoy en día, más del 50% de la población en la mayoría de las naciones industriales occidentales tiene sobrepeso. Para la gran mayoría el peso es tan alto que, a la larga ocurren problemas de salud y la esperanza de vida disminuye.

Cuando cientos de personas sufren del mismo problema, no de extrañar que muchas compañías han descubierto este mercado para su propio beneficio. A demás de los polvos de dieta familiar, ofrecidos como curas mágicas, diferentes terapias, entrenamiento personal, imposición de manos y magia son realizados. La mayoría de estos métodos tienen algo en común: sus precios probablemente se corresponden más con el nivel de desesperación de la persona afectada que a su valor real.

Además, debe tenerse en cuenta que un gran número de métodos, remedios y terapias sólo muestran un éxito limitado. Algunos no hacen ningún efecto, otros sólo muestran un efecto siempre y cuando los tomes a diario. Poco después de suspender la dieta, la terapia o la medida volverá a ser como era antes - a menudo incluso hasta peor. En algunos casos los remedios caros e inventados (o partes de ellos), pueden ser perjudiciales o no inofensivos.

Al igual que en mis libros anteriores, me gustaría presentarles una planta especial de la que me he enamorado. Este libro trata sobre el psilio o con más exactitud sobre la cáscara de la semilla de psilio. La planta con el nombre científico plantago ovata, procede de la India y es una planta de la familia del plátano.

Después de algún tiempo de investigar y experimentar, ahora puedo decir que la planta, que se ofrece en Alemania en calidad orgánica por unos 10 euros / kilo (obviamente, cantidades mayores son considerablemente más baratas), como un componente esencial para la dieta, es mucho más eficaz que la mayoría de los costosos productos de esta industria.

En colaboración con expertos y personas afectadas, he elaborado un enfoque de dieta con la ayuda del psilio que me gustaría presentarles.

¿Otra dieta? ¿No existen suficientes dietas? - El número de dietas en el mercado es, sumamente enorme y hay secciones enteras de ciertas revistas que sólo se preocupan por la presentación de las últimas dietas a sus lectores. Sin embargo, si miras a la gente en las calles, se puede concluir que «la dieta perfecta» ¡¿no se ha encontrado todavía!?

La dieta que se describirá a continuación – basada en las cáscaras de semilla de psilio - es diferente. No es un remedio mágico, adornado con algunos términos pseudocientíficos, sino un enfoque muy simple y bondadoso que cualquier lector es capaz de entender, para luego decidir si quiere o no probarla. Por experiencia sé que tiene un efecto duradero.

¡Les deseo mucho éxito!

Atentamente, Peter Carl Simons

Psilio de la India

El psilio de la (plantago ovata) pertenece al género de los plátanos y se cultiva principalmente en la India y Pakistán. Es una planta anual, herbácea que no lignifica. Se utiliza como planta medicinal. Además del psilio de la india, hay una planta estrechamente relacionada que se llama zaragatona (plantago afra). Crece en el sur de Europa y en Asia y tiene casi el mismo efecto. Sin embargo, el psilio por lo general proviene de la primera.

En el contexto de una dieta, y también de la limpieza del intestino, principalmente las cáscaras de semillas de psilio son importantes. Contienen fibra y son altamente mucígenas, razón por la cual tienen un efecto favorable en el estómago y el intestino.

Wikipedia.de escribe sobre las cáscaras de semilla de psilio:

Las cáscaras de semillas de psilio son los tegumentos de la planta Plantago ovata. Y son vendidos bajo el nombre de cáscaras de semillas de psilio de la india, como alimento y medicina. Y se cultivan principalmente en la India y Pakistán.

Las cáscaras de semilla de psilio son referidas a veces como agentes herbales estabilizantes o suavizadores fecales y en consecuencia se utilizan como regulador intestinal (Darmregulans) donde pueden ayudar con el estreñimiento, y con la diarrea. Las fibras a base de hierbas que están contenidas en las cáscaras de las semillas de psilio son capaces de aglutinar más de 50 veces de agua (hinchazón número> 40), lo que resulta en un aumento en el volumen de las heces en el intestino. Debido a la presión que surge, la peristalsis es estimulada conduciendo a un reflejo gastrocólico. Por otro lado, la motilidad del intestino es regulada y el tiempo de tránsito (período de retención) del agua absorbida se extiende lo que también explica la eficacia con la diarrea.

En mayo de 2013, la Agencia Europea de Medicamentos en Londres ha certificado la seguridad y eficacia del uso de las cáscaras de semilla de psilio si se sufre de estreñimiento crónico y como ablandador fecal en forma de un "Grupo de hierbas Monografas". Un meta-análisis de estudios clínicos a de 1966 a 2003, que se dedicó a las terapias tradicionales para el estreñimiento crónico, llegó a la conclusión de que las cáscaras de semilla de psilio eran moderadamente eficaces (evidencia moderada).

El psilio también apoya el crecimiento de las bacterias intestinales. Las bacterias del colon convierten las fibras dietéticas solubles en ácidos grasos de cadena corta. Estos pueden entonces contener la biosíntesis del colesterol, lo que se traduce en una *disminución del colesterol en la sangre. Además, se supone que la fibra soluble del psilio une el ácido biliar fecal, lo que conlleva a una alta excreción de colesterol. Las cáscaras de semilla de Psilio posiblemente revierten los procesos inflamatorios en el tracto gastrointestinal más rápidamente. Debido a su efecto inflamatorio en el estómago, las cáscaras de semilla de psilio también se utilizan para apoyar el control de peso y para tratar la obesidad. Estos efectos no han sido convenientemente probados hasta ahora, por lo que en su mayoría forman parte de los tratamientos médicos alternativos.*

Importante: Es importante beber mucha agua al consumir las semillas. De lo contrario, el uso incorrecto puede en casos extremos, conducir a una obstrucción intestinal.

Efectos

Si uno mira al psilio o a las cáscaras de semilla de psilio simplemente como una especie de «lubricante», uno no hace justicia a la interesante planta. Varios estudios científicos han asegurado que la planta tiene muchos efectos positivos sobre la salud humana.

Síndrome metabólico

Wikipedia.de escribe sobre el síndrome metabólico:

El síndrome metabólico, a veces también llamado cuarteto de la muerte, síndrome de Reaven o Síndrome X es, además de fumar, en la actualidad considerado como el factor de riesgo decisivo para enfermedades de los vasos arteriales, especialmente de enfermedades coronarias del corazón. Se caracteriza por los siguientes cuatro factores:

- obesidad abdominal,
- hipertensión,
- dislipidemia caracterizada por hipertrigliceridemia y lipoproteína de alta/baja densidad
- una alta concentración de glucosa en la sangre o resistencia a la insulina, que es la causa principal para la diabetes mellitus tipo 2 (diabetes del adulto).

La enfermedad se desarrolla a partir de un estilo de vida que se caracteriza por la sobrealimentación y la falta de ejercicio. Afecta a la población que vive en las naciones industrializadas. La definición del síndrome metabólico se ha cambiado repetidamente con los últimos años. Una definición generalmente aceptada aún no existe. La clasificación se basa principalmente en la *resistencia a la insulina (síndrome de resistencia a la insulina, clasificación de la OMS 1999) o en los parámetros clínicos (NCEP-ATP-III). No hay código mundial válido de la CIE-10. En Alemania la adquisición del "trastorno metabólico, no especificado" es admitido con el código E.88.9 por el DIMDI-Tesauro. Pero de acuerdo con las directrices de codificación alemanas (DKR) D004d no tiene un código específico en el Catálogo de la CIE-10, por lo tanto, las manifestaciones individuales dentro del sistema G-DRG deben ser encriptadas.*

El tratamiento está dirigido principalmente a tratar el sobrepeso. Además de esto, es necesario un tratamiento médico para la hipertensión arterial, el nivel de hiperglucemia y dislipidemia.

Ya en noviembre de 2012, la revista profesional Comentarios sobre la Obesidad, publico un estudio australiano que mostró que el psilio tiene un impacto positivo sobre el síndrome metabólico. Dónde los posibles usos versátiles han sido demostrados. Debido a que muchas personas que sufren de la enfermedad tienen que tomar una variedad de medicamentos que pueden soportar los efectos secundarios adversos, tiene sentido examinar el impacto positivo de psilio como parte de la terapia.

Aumento de los niveles de azúcar en la sangre

Wikipedia.de escribe sobre el tema:

La hipoglucemia puede reducir la función cerebral y causar convulsiones, un aumento de la liberación de adrenalina y manos temblorosas, así como ataques de sudoración. En la hipoglucemia aguda, provoca shock. La hipoglucemia es típicamente encontrada con una insulina rara, en algunos casos también como un síntoma temprano de la diabetes tipo 2 y rara vez después de una comida con carbohidratos rápidamente absorbibles sin enfermedad diagnosticada como antecedente. En el tratamiento de la diabetes mellitus se considera una complicación común de algunos medicamentos.

El psilio hace que el azúcar se absorba más lentamente en el intestino y por lo tanto evita que el azúcar de la sangre entre demasiado rápido.

Como resultado, el nivel de azúcar en la sangre disminuye y la respuesta a la insulina mejora. El páncreas se alivia y tiene que liberar menos insulina para mantener los niveles de azúcar en sangre dentro del rango normal.

El efecto del psilio puede dar lugar a una disminución en el requerimiento de insulina de personas que sufren de diabetes. En cualquier caso, se te recomienda que visites a tu médico.

El aumento de grasas en la sangre

Tanto el colesterol como los triglicéridos son vitales para nuestro cuerpo. Mientras que el colesterol es esencial para la construcción de las células, los triglicéridos son fuentes indispensables de energía de nuestro cuerpo. Sin embargo, si existe un motón de ambos, pueden aparecer residuos en las paredes vasculares interiores, dando lugar a enfermedades cardiovasculares.

El psilio ayuda a reducir los niveles de lípidos en la sangre uniendo el colesterol y los triglicéridos al mucílago. Ambos son entonces excretados con las heces. Esto también significa una ingesta reducida de calorías.

Hipertensión.

Un metabolismo perturbado es menudo acompañado por una presión arterial alta. La investigación ha demostrado que el psilio no sólo disminuye significativamente los niveles de lípidos en la sangre, sino que también corrige la presión arterial.

Sobrepeso

Hay muchas razones por las que el psilio tiene un efecto muy positivo en el sobrepeso. Hay tres efectos que se mencionan en particular:

- aumenta la sensación de saciedad
- mejora la excreción de grasas y

carbohidratos

- reduce los antojos de alimentos

Aumento de la sensación de saciedad

El psilio tiene una alta capacidad de hinchamiento. Se habla de un valor de hinchamiento del 11 al 15, las cáscaras de semilla de psilio, tienen un valor hinchamiento de más de 40 lo que significa que un gramo de psilio puede unirse hasta con 15 g de líquido y un gramo de cáscaras de semilla de psilio puede incluso unirse con 40g de líquido. Como consecuencia (si el psilio se toma con suficiente líquido), una sensación de saciedad se desencadenará rápidamente, la cual tiene el efecto de que se consuman menos alimentos ricos en calorías. Por otra parte, el psilio y las cáscaras de semilla de psilio se digieren muy lentamente lo que significa que se sienta una sensación de saciedad por más tiempo. Es aconsejable disolver una cucharada de psilio en abundante agua y beber la mezcla media hora antes de la comida.

Digestión de grasas y carbohidratos

Como se ha mostrado en el capítulo anterior, el limo, que se forma al mezclar el psilio con agua, une grasas y carbohidratos que no están disponibles para el metabolismo y los excreta. Por lo que menos calorías son absorbidas.

Hambre voraz

Muchas dietas son saboteadas por el hambre voraz. Los antojos de comida tienen dos razones principales. Una de las razones son los síntomas de deficiencia. El cuerpo se da cuenta de que carece de una cierta vitamina, oligoelemento o mineral y «pide» MÁS. El cuerpo hace esto hasta que se alcanza un nivel adecuado. Como la mayoría de las personas no conocen su cuerpo lo suficiente como para darse cuenta de lo que necesitan, tienden a comer alimentos equivocados al azar. Parece que nada puede detener esto, pero un buen suministro de todos los oligoelementos, vitaminas y minerales a menudo puede producir un efecto asombroso.

Otra razón para el hambre voraz es un descenso rápido en el azúcar en la sangre. Un consumo regular de psilio con suficiente agua tiene una influencia positiva sobre los niveles de azúcar en la sangre e incluso reduce el problema a largo plazo.

Intestinos sanos son un requisito para la salud o, en otras palabras: la mayoría de las enfermedades pueden estar conectadas al intestino. La mayoría de las personas apenas toman en consideración el intestino. El tracto gastrointestinal humano es sucio, a veces se tira pedos y definitivamente no es adecuado como un tema de conversación en una fiesta.

Pero quien quiera qué sienta interés por que temas de salud han sido asociados con el intestino por los investigadores, comenzará a prestar atención y llegará a la conclusión de que tiene sentido echarle un vistazo más de cerca a la importancia de la limpieza del intestino y el colon. Frank Schmidt escribe en su libro «La limpieza Hcg del intestino: Su base para el doble éxito en la curación del metabolismo»:

El cerebro intestinal, llamado científicamente» sistema nervioso entérico «, penetra toda la cavidad abdominal. Comprende aproximadamente cien millones de células nerviosas y por lo tanto una quíntupla parte de la médula espinal. Este sistema nervioso autónomo se encuentra como una fina capa entre los músculos del tracto digestivo. El cerebro intestinal controla la digestión y puede funcionar de forma autónoma. Sin embargo, interactúa con todo el organismo. En otras palabras: lo que ocurre en nuestros intestinos tiene una influencia mucho mayor en nuestro cuerpo y nuestro bienestar de lo que esperaríamos.

Los científicos hoy día ven los siguientes temas en el contexto de problemas intestinales:

- estreñimiento, diarrea, flatulencia

- diversas alergias e intolerancias, enfermedades autoinmunes
- falta de energía
- reumatismo y dolor en las articulaciones
- infección fúngica
- nivel de colesterol, problemas cardiovasculares
- reducción de las defensas contra los resfriados, anginas, bronquitis, etc.
- depresiones, cambios de humor
- síntomas de la menopausia
- Problemas con la piel y el tejido conjuntivo, bosas debajo de los ojos, manchas en la piel, problemas con el cabello
- diversas enfermedades dentales

En el contexto de la limpieza intestinal, las cáscaras de semilla de psilio y el polvo de cáscaras de semilla de psilio, ayudan a los procesos de aflojar depósitos y en la excreción de sustancias tóxicas, así como con los desechos metabólicos. Evitando de esta manera la autointoxicación por sustancias intestinales putrefactas.

¿Semillas o cáscaras?

Comercialmente, se ofrece el psilio y la cáscara de semillas de psilio. ¿Cuáles son mejores?

En general, ambas formas son válidas. Para las cáscaras de semilla de psilio habla el hecho de que tienen un índice de hinchamiento significativamente mayor, lo que significa que conducen a una sensación de saciedad más rápido. Además, tienen una eficacia más alta (debido a un mayor desarrollo del limo en proporción al peso), especialmente en el contexto de una dieta. Por otra parte, hay muchas personas que prefieren el psilio entero, particularmente en términos de limpieza intestinal.

De hecho, ambas formas de consumo son intercambiables, pero para lograr el mismo efecto uno tiene que consumir alrededor de tres veces más cáscaras de semillas de psilio.

Varios grados de molienda también debe distinguirse. La más fina es el psilio, cuanto más grande es la superficie también es el efecto.

Al comprar cualquier forma de administración, debe tenerse en cuenta que la mayoría de los proveedores ofrecen una pureza de aproximadamente el 95-98%, lo que significa que puede contener de 2-5% de materia extraña. A veces esta materia extraña es arena. Por lo tanto, no es aconsejable masticar el psilio. Por otra parte, la mayoría de la materia extraña es generalmente inofensiva y normal dentro de un producto natural. Dentro de este contexto, también es importante utilizar exclusivamente psilio orgánico y cáscara de semilla de psilio.

¿Alternativas del psilio?

Si se mira al psilio como una fibra pura, uno podría pensar en alternativas como un salvado que se han utilizado durante generaciones. De hecho, existen muchas sustancias naturales que como fibras se utilizan para estimular la digestión.

Una razón importante para preferir el psilio es el balance energético de la semilla. 100 g de psilio solo tiene 21 calorías, mientras que el salvado de trigo contiene 300 calorías por 100 g. Esto es casi 15 veces más. El salvado contiene aproximadamente un 40% de carbohidratos, lo cual es problemático en el contexto de una dieta, mientras que las semillas de psilio contienen menos del 2%.

Dieta de semillas de psilio

La «dieta de semillas de psilio» no debe ser vista como una alternativa a cualquier otra dieta como la dieta HCG, la dieta paleo, la dieta cetogénica, la dieta RÁPIDA, la dieta Atkins o la dieta Vigilantes del Peso. Eso no quiere decir que la dieta de semillas de psilio es menos eficaz. Más bien es una «dieta» que no necesita estar limitada a una fase particular de la vida. Se puede utilizar durante toda la vida para aumentar el bienestar y como un suplemento para cualquier otra dieta.

Imagino que esas líneas deben sonar aterradoras. ¿Una dieta de por vida? ¿Estás comenzando a entrar en pánico? — No hay razón para ello. En realidad, la «dieta de semilla de psilio» es tan apacible que difícilmente tendrá un impacto negativo en tu estilo de vida. También se puede cumplir fácilmente de una manera más o menos rigurosa — dependiendo del objetivo— como parte de la rutina diaria. Por otra parte, pude dejar de consumirse en cualquier momento sin experimentar el llamado efecto yo-yo. El hecho es, que la mayoría de las personas que la utilizan no desean suspenderla, ya que han notado que su uso no implica ningún esfuerzo y aumenta el bienestar físico de modo significativo.

La dieta de semillas de psilio se compone de cuatro elementos que se pueden combinar en base a las necesidades y objetivos de cada cual. Los elementos son:

- cáscaras de semilla de psilio (semillas de psilio)
- Ajuste de la dieta
- suministro de sustancias vitales
- ejercicio

Echémosle un vistazo más detallado a los elementos individuales:

Cáscaras de semilla de psilio (semillas de psilio)

Las razones para consumir las cáscaras de semillas de psilio ya han sido demostradas. Idealmente, se debe mezclar las cáscaras de semilla de psilio con 2/3 dl de agua o jugo y beber toda la mezcla después de 2-3 minutos media hora antes de cada comida.

Los estudios han descubierto que tarda unos 20 minutos hasta que la sensación de plenitud abdominal ha alcanzado el cerebro. En consecuencia, si el estómago está parcialmente lleno de cáscaras de semilla de psilio media hora antes de realmente de comer una comida, se sirven porciones más pequeñas. Además, las semillas de psilio tendrán el efecto de que menos grasas y carbohidratos sean absorbidos por el cuerpo.

Ajuste de la dieta

Cualquier persona que quiera bajar de peso está sometida a una ecuación simple que también corresponde a nuestra experiencia cotidiana. El que desee perder peso o bien debe utilizar más calorías o debe reducir las calorías. Idealmente, ambos aspectos deben ser considerados.

1. El primer paso es suministrar el cuerpo con menos combustible. Por esta razón, es importante evitar los platillos que contienen muchos carbohidratos, como el pan, la pasta, el arroz, las patatas y cualquier tipo de dulces. Esto tendrá un efecto positivo en el peso. El cuerpo sólo

perderá grasa si no está provisto de carbohidratos porque esos son los combustibles más utilizados y serán quemados primero que la grasa. Por otra parte, los carbohidratos que no se utilizan se almacenan dentro del cuerpo.

2. Como segunda medida debes evitar la grasa si es posible. La carne con grasa, los pescados con grasa (salmón, macarela...) y por supuesto la crema, la mantequilla, el aceite, etc. también deben evitarse. Cada forma de grasa y aceite es puro combustible que se almacena dentro del cuerpo para los malos tiempos si no se utiliza de inmediato.

3. Consumir alimentos que estimulen el metabolismo. Dan Hild describe algunos alimentos en su libro. Yo mismo prefiero una combinación de «café verde» como lo describí en mi libro «Café Verde - ¿Una garantía para la pérdida de peso?: Cómo puedes perder peso de forma rápida y

sencilla con el café verde». Además, utilizo el jugo de un limón recién exprimido, chile y jengibre para sazonar las comidas. Hay varias posibilidades interesantes y naturales para estimular al cuerpo a quemar tantas calorías como sea posible. Además, tiene sentido reducir la cantidad de calorías. Un adulto consume alrededor de 1500 a 2000 calorías al día. Si quieres perder peso, reduce tu consumo de calorías. Al llenar tu estómago con semillas de psilio hinchadas, tendrás menos apetito. Trata de percibir esto de manera consiente y reduce las porciones de forma adecuada.

Evita cualquier forma de «comer entre comidas». Cada comida debe estar seguida por al menos cuatro horas sin ingerir alimentos para garantizar una digestión adecuada y saludable.

Préstale Atención al Glutamato

Una sustancia industrial de especial calidad que hace que las personas aumenten de peso es el glutamato, el cual es un ingrediente habitual en muchas comidas rápidas, así como en varios condimentos industriales. El antecedente de esto es que el glutamato ha demostrado tener un efecto estimulante del apetito que lleva al consumidor a comer más de un producto que es bueno para él. Es aconsejable evitar todos los productos que contienen glutamato.

Suministro de sustancias vitales

Un suministro adecuado de sustancias vitales, así como vitaminas, oligoelementos, minerales y compuestos vegetales secundarios es crucial para cualquier forma de dieta que tiene el objetivo de reducir el peso. Hay dos razones por lo que esto está estrechamente relacionado.

Hambre voraz

El cuerpo necesita una variedad de nutrientes y combustibles. Si el cuerpo carece de alguno de ellos, a menudo ocurrirá el hambre voraz. A veces los antojos de alimentos no son específicos, pero de vez en cuando, se refieren a la falta de un nutriente o combustible determinado. Lo que todos los antojos de alimentos tienen en común parece ser más o menos la desconexión de nuestro cerebro, así como nuestra acción consciente y selectiva. Por lo tanto, se oponen a toda forma de esfuerzo dietético. Desde luego, este «cambio de emergencia» es totalmente comprensible. Cuando nuestro cuerpo percibe que carece de una sustancia que necesita para funcionar correctamente, tiene sentido que lo demuestre. Es más bien una señal de que nos estamos alejando de lo que nuestro cuerpo realmente necesita, y que no entendemos las señales de nuestro cuerpo y que no lo abastecemos con lo que necesita para funcionar correctamente. Una atención básica sólida no sólo es importante para asegurar una dieta exitosa. Las deficiencias a largo plazo también pueden conducir a daños significativos para la salud.

Unos pocos tipos de hambre voraz se muestran aquí:

Magnesio

Si alguien siente un gran deseo por el chocolate, puede indicar que el cuerpo de esta persona carece de magnesio. El cacao, la base del chocolate, es extremadamente rico en magnesio.

Por lo tanto, es posible que nuestro cuerpo realmente no desee el chocolate en sí, sino que necesita el magnesio del cacao. Si se conoce que los expertos están seguros del hecho de que aproximadamente 2/3 de todas las personas en nuestra cultura sufren de una deficiencia significativa de magnesio, tiene sentido hacerse una prueba para conocer los niveles de magnesio. Incluso los expertos conservadores en la actualidad, aconsejan suplementar nuestra ingesta diaria con 300 a 500 mg adicionales de magnesio.

Omega 3

Los antojos de comida son a menudo la consecuencia de un estado de ánimo depresivo. La expresión coloquial para este estado de ánimo es el alivio de comer. Las depresiones y cambios de humor a menudo conducen a los antojos de alimentos.

En muchos casos, las depresiones y los cambios de humor, como resultado del síndrome pre-menstrual, por ejemplo, pueden ser tratados con un suministro adecuado de ácidos grasos omega-3. Este método tiene un beneficio doble: en primer lugar, el estado de ánimo mejora y, en segundo lugar, la innecesaria hambre voraz disminuye.

Fluctuaciones de azúcar en la sangre

Las fluctuaciones de azúcar en la sangre a menudo conducen al hambre voraz, lo que a menudo se combina con un antojo de carbohidratos. Esto es fatalmente doble, ya que un consumo excesivo de carbohidratos puede sabotear cualquier dieta. Cuando las cáscaras de semilla de psilio no ayudan lo suficiente se puede utilizar, además, preparaciones de cromo.

Suministro general de sustancias vitales

Nuestro cuerpo necesita cientos de sustancias para funcionar correctamente. Algunas de ellas en mayores o menores cantidades. Cada una de estas sustancias juega un papel importante y con algunas de ellas ni siquiera está claro qué función tienen. Este es especialmente el caso, ya que sería fácil ver un material vital individual por separado. Por lo tanto, hace tiempo se sabe que la vitamina D es importante para la utilización de ácidos grasos omega-3. Muchas otras interacciones y dependencias están siendo investigadas. Entretanto, se ha demostrado que la insuficiencia de una sustancia vital también puede ser una causa importante del sobrepeso. Cuando el suministro de sustancias vitales no puede ser cubierto por la ingesta de alimentos, se recomienda tomar vitaminas, oligoelementos y minerales de alta calidad que son extraídos de ingredientes orgánicos naturales.

Ejercicio

La mayoría de las personas con sobrepeso tienen una relación distanciada de cualquier forma de ejercicio y si se les sugiere que «simplemente» corran durante media hora todos los días, uno probablemente no caerá en oídos comprensivos.

El hecho es, que toda forma de movimiento consume energía. Cada caloría que se quema, es otro mini éxito. De hecho, yo les aconsejo moverse de cualquier forma durante media hora al día o dos veces al día, tanto como les sea posible. Para una persona que nunca ha hecho ejercido, dar un paseo diario al aire libre en una base diaria ya es un progreso... Es importante comenzar con ejercicios simples y aumentar gradualmente de vez en cuando.

Otro aspecto importante del deporte es que cada movimiento conduce a un aumento en la masa muscular (o para prevenir la degradación muscular). El tejido muscular tiene la gran ventaja de que incluso quema calorías cuando está en un estado de reposo. Para simplificar esto, podría decirse que los deportistas con una masa muscular alta queman más calorías durante el sueño, que las personas sin esta masa muscular cuando están despiertos. Por lo tanto, vale la pena el esfuerzo de invertir algo de tiempo en desarrollar cierta masa muscular, aunque esto sólo sea al caminar, lo cual obviamente tiene un impacto menor que en el entrenamiento deportivo real.

La dieta de semillas de psilio y otras dietas

La dieta de psilio se puede combinar fácilmente con otras dietas. Todas sus dimensiones (psilio, ajuste de la nutrición, materiales vitales, ejercicio) se pueden combinar al azar con la mayoría de las otras dietas y esto apoyará la otra dieta en consecuencia.

En la vida cotidiana

Como se mencionó anteriormente, hay muchas personas que trabajan con la «dieta del psilio» más que con la dieta actual. Hay dos razones para hacer esto; las cuatro dimensiones que se han mencionado son muy flexibles y también es útil para la vida cotidiana. En este caso se expresa con otras palabras:

- cáscaras de semillas de psilio o psilio antes de las comidas
- nutrición ajustada
- suministro ajustado del cuerpo con material vital y combustible
- ½ hora de ejercicio al día (el nivel de intensidad depende del cuerpo)

Las razones por las que muchas personas utilizan la dieta como parte de su vida es muy obvia: una buena digestión y el movimiento intestinal regular, un mejor sistema inmunológico y bienestar.

Me alegra haber despertado tu curiosidad con este libro y si quieres probar la «dieta del psilio» por ti mismo. Es simple, barata y puede formar parte de tu rutina diaria.

¡Buena suerte!

Peter Carl Simons